AF298514

SUR

L'AGORAPHOBIE

PAR

H. DUHAUT,

Docteur en médecine de la Faculté de Paris,
Médecin stagiaire au Val-de-Grâce,

PARIS
A. PARENT, IMPRIMEUR DE LA FACULTÉ DE MÉDECINE
31, RUE MONSIEUR-LE-PRINCE, 31

1879

CONSIDÉRATIONS

SUR

L'AGORAPHOBIE

CONSIDÉRATIONS

SUR

L'AGORAPHOBIE

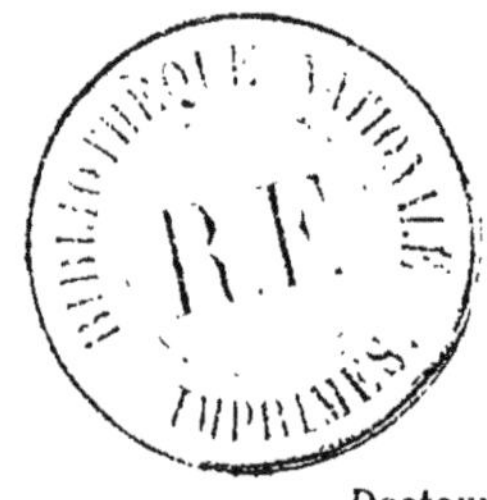

PAR

H. DUHAUT,

Docteur en médecine de la Faculté de Paris,
Médecin stagiaire au Val-de-Grâce.

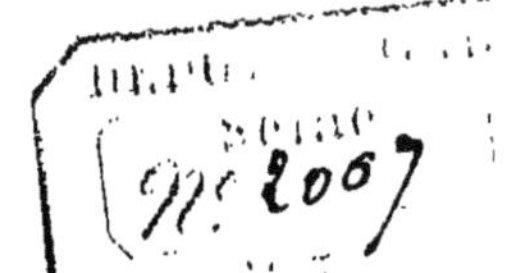

PARIS

A. PARENT, IMPRIMEUR DE LA FACULTÉ DE MÉDECINE

31, RUE MONSIEUR-LE-PRINCE, 31

—

1879

CONSIDÉRATIONS

SUR L'AGORAPHOBIE

INTRODUCTION

On a désigné sous le nom d'agoraphobie un état névropathique singulier, caractérisé par une terreur profonde prenant subitement naissance à la vue d'un espace quelconque d'une certaine étendue.

En présence de cet espace l'individu, atteint de la peur dont nous parlons, se persuade que jamais il ne viendra à bout de le franchir, il ressent une impression de faiblesse extrême, d'impuissance ; sa poitrine se serre, ses jambes fléchissent, une angoisse extrême le domine ; quelques malades iraient jusqu'à se jeter à terre, la face collée contre le sol.

Les circonstances ambiantes, l'aspect du lieu ont une influence fort variable sur la production de l'accès. Tel agoraphobe ne ressent l'angoisse caractéristique que s'il est dans un lieu désert ; pour tel autre, au contraire, l'aspect de la foule redouble la terreur. Dans certains cas, la lumière et l'obscurité sont indifférentes au malade, plus souvent la frayeur s'accroît à l'approche de la nuit.

Mais ce qui est pathognomonique, ce qui constitue réellement l'agoraphobie, c'est la terreur portée jusqu'à son plus extrême degré et l'impuissance motrice consécutive. Impuissance motrice, d'origine toute psychique ; car rien ne s'oppose physiquement à la marche de l'individu. Qu'il détourne les yeux et les accidents disparaissent. Il peut traverser sans dommage le lieu qui l'émeut si fortement, à la condition de fixer son regard sur un point bien limité placé en face de lui, au lieu de le laisser errer à travers l'espace. Ou bien, c'est la compagnie d'un ami, d'un passant, d'un enfant même qui suffira à dissiper sa frayeur. Toutes circonstances qui montrent bien dans l'agoraphobie une perturbation primitivement et essentiellement psychique.

Ce n'est pas d'ailleurs un état morbide rare. Qu'on la considère comme une névrose spéciale distincte, une véritable entité pathologique, ou bien, et ce sera plus souvent la réalité, qu'on y voie un pur accident, un symptôme venant s'ajouter aux états nerveux les plus divers, les plus variés, il faut reconnaître que fréquemment encore on en rencontre des exemples. Il s'est du reste produit pour l'agoraphobie ce qui s'est produit pour bien d'autres phénomènes morbides. A peine Westhphall avait-il décrit la peur des places publiques, la peur de l'espace, et lui avait-il donné un nom, de manière à en faire quelque chose de spécial, de distinct, que de nombreux observateurs en parlaient à leur tour, en citaient des cas. Dans une discussion qui eut lieu en 1876 à la Société médico-psychologique, les médecins qui prirent part à la discussion, M. Dagonet Legrand du Saulle, Falret, Delasiauve, Fournet... en rapportèrent tous des observations, dont quelques-unes déjà fort anciennes. On peut dire presque que le symptôme était déjà connu dans la clinique, mais que personne avant Westhphall ne lui avait accordé une attention suffisante. Le fait avait été vu, et non pas remarqué. Au contraire, quand l'éveil eût été excité sur ce sujet par la publication de l'auteur allemand, on se souvint des cas déjà anciens, et surtout on fut attentif à ne pas laisser échapper ceux qui se présentaient dans le présent.

Nous venons de laisser entendre que l'étude de l'agoraphobie est d'introduction récente dans la science. Cette introduction ne date en effet que de 1871, époque à laquelle le clinicien et aliéniste allemand Westhephall attira l'attention sur elle, dans un mémoire où sont rapportées et discutées trois observations remarquables de cette maladie.

Après Westhphall, des travaux importants ont été publiés dans divers pays. Pour ne nommer que les plus intéressants, citons en Allemagne, ceux de Cordes, qui était agoraphobe lui-même, et qui a soigneusement décrit ce dont il souffrait, et de Benedikt qui a essayé d'expliquer l'agoraphobie par un simple trouble de la vision. En Amérique, Weber et Wiliams ont publié des mémoires riches d'observations personnelles dans le *Journal de médecine et de chirurgie de Boston*. Enfin, pour la France, nous avons principalement à enregistrer le mémoire de M. Perroud de Lyon, contenant six observations aussi complètes et incontestables qu'on peut le désirer, et publié presqu'immédiatement après les premiers travaux allemands ; et comme document tout à fait récent, la monographie de M. Legrand du Saulle, aussi précieuse par les observations personnelles qu'elle contient que par l'érudition dont elle témoigne, travail complet, et, pour ainsi dire, définitif sur la matière.

Ajoutons, pour terminer cette introduction que le nom

d'agoraphobie qu'avait choisi Westhphall, n'a pas satis-
fait tout le monde. Ainsi M. Legrand du Saulle rejette cette
dénomination , parce que, dit-il, elle limite le trouble
psychique à la peur des places publiques, « Or, continue-
t-il, les observations cliniques des auteurs et les miennes
propres établissent, au contraire, que les malades ont
peur de l'espace, du vide, et cela tout aussi bien dans la
rue qu'au théâtre, à l'église, à un étage peu élevé, à une
fenêtre donnant sur une grande cour ou sur la campagne,
dans un omnibus, dans une barque ou sur un pont. » En
conséquence, il conclut à remplacer le mot d'agoraphobie
par celui plus général de *peur des espaces*. Comme lui *,*
d'autres observateurs ont employé successivement des
termes allemands, français, anglais, qui, d'ailleurs, ne
sont tous, sauf de très-légères variantes, que la traduction
dans une de ces langues modernes du mot primitivement
employé. Quant à nous, les raisons apportées à l'appui de
ce changement de dénomination ne nous ont pas paru
suffisantes pour abandonner un mot clair, élégant, concis,
et pouvant d'ailleurs, en raison de son origine grecque,
passer d'une langue moderne dans une autre, sans autre
métamorphose qu'une modification légère d'orthographe,
avantage que ne possèdent nécessairement pas les mots
français et allemands successivement proposés. Nous nous
servirons donc de préférence dans le cours de cette étude du
nom imaginé par Westhphall.

Ces premières généralités posées, nous entrons directement dans notre sujet. Nous décrirons d'abord l'agoraphobie, nous ferons connaître la physionomie, la marche,
la liaison des accès, et nous éclaircirons cette étude abstraite des symptômes par la citation d'exemples choisis
dans les auteurs dont nous citions un peu plus haut les

travaux. Secondement, nous rechercherons sous quelles influences la peur des espaces prend naissance, nous discuterons les causes qui peuvent l'engendrer. Nous continuerons ensuite en exposant les différentes théories par lesquelles on a voulu l'expliquer, et en cherchant en même temps quelle place elle occupe dans le cadre nosologique. Enfin, notre dernière division contiendra les indications thérapeutiques qui pourront s'être dégagées des considérations précédentes.

CHAPITRE PREMIER

SYMPTOMATOLOGIE

L'accès d'agoraphobie éclate subitement. Que le malade débouche sur une place par une rue étroite, qu'il sorte de chez lui et se trouve en présence du ciel découvert, immédiatement, à l'aspect de ce vide relatif, l'angoisse caractéristique se développe en lui.

Sa poitrine semble se serrer au point d'empêcher sa respiration, son cœur bat avec violence ; le visage passe par des alternatives de pâleur et de rougeur, en même temps que ses jambes fléchissent et paraissent vouloir se refuser à le soutenir. Il lui est alors impossible d'avancer ; s'il essaie de marcher, ses pieds retombent sur place, il piétine sans résultat aucun de progression.

Voici d'ailleurs comment l'auteur d'un travail tout

récent (1), M. le docteur Bourdin, décrit les symptômes somatiques dont nous parlons :

« Les signes de l'ordre physique se manifestent d'abord dans l'appareil musculaire, qui, subitement, se trouve pris d'affaiblissement et d'un certain tremblement. Celui-ci s'empare des deux jambes à la fois, de telle façon que l'agoraphobe a de la difficulté à se tenir debout. Le frémissement parti des jambes parcourt quelquefois le tronc, puis s'étend aux bras, et dans quelques cas à la mâchoire inférieure. Au lieu d'une simple trémulation des fibres musculaires, il survient un frisson qui passe dans le dos, dans le ventre, dans la poitrine et dans les membres. A ce frisson succède promptement une sensation fort incommode de chaleur, avec rougeur au visage, sueur à la peau et battement de cœur plus ou moins violent. A ce moment, on observe de l'oppression, de la contraction dans les muscles de la poitrine, la parole est saccadée, anxieuse, et parfois momentanément impossible. Il est indispensable de signaler un fait bien connu cependant, mais passé sous silence par ceux qui ont parlé de la peur des espaces. Je veux parler d'une douleur vive, rapide, fulgurante, qui paraît suivre les troncs nerveux, court le long des jambes, remonte dans le corps, se jette dans les bras et semble expirer dans le creux des mains. Cette douleur se montre une première fois et peut se reproduire par attaques qui se répètent à de courts intervalles. L'élancement douloureux laisse dans les parties atteintes une impression pénible qui s'efface lentement en s'atténuant peu à peu. »

Pour compléter cette description, ajoutons que les ma-

(1) De l'horreur du vide. par le Dr Bourdin. Paris, 1878, brochure in-12.

lades accusent d'ordinaire des fourmillements, des sensations de froid, de chaud, d'engourdissement aux différents points de la périphérie du corps. Haze a chez un malade signalé au début de l'accès une production brusque de sueurs abondantes.

Mais ces troubles somatiques, quelque prompts, quelque immédiats qu'ils paraissent, ne sont que la manifestation, la traduction extérieure du trouble moral qui est le véritable phénomène primitif et la cause de tous les autres. « Que l'on vienne, dit M. Legrand du Saulle, que l'on vienne tout à coup à plonger son regard dans un gouffre profond, que l'on s'imagine être suspendu au-dessus d'un cratère brûlant, que l'on croit traverser le Niagara sur une corde rigide, ou que l'on se sente rouler dans un précipice, et l'impression perçue ne pourra pas être plus pénible, plus stupéfiante que celle qui est provoquée par la peur des espaces. » La vue de l'espace, en effet, terrifie l'agoraphobe. Il est devant une faible étendue de vide comme anéanti, comme isolé du monde entier. L'espace lui paraît s'allonger à l'infini sous ses pas, il se persuade qu'il ne saura jamais venir à bout de le franchir, il est sur le point de divaguer, de crier : quelques-uns éprouvent une envie irrésistible de pleurer. C'est sous le coup de cet abattement psychique qu'un des malades de Westhphall disait que s'il se trouvait en rase campagne, pour échapper à cette sorte de fascination, il tomberait et se collerait le visage contre l'herbe, et qu'un autre comparaît la sensation qu'il éprouvait à l'émotion d'un nageur qui, sortant tout à coup d'un canal, aborderait un vaste étang, et à qui viendrait tout à coup la persuasion qu'il ne le pourra franchir.

(1) Legrand du Saulle. Etude clinique sur la peur des espaces. Paris, 1878.

Mais, quelle que soit d'ailleurs la manière dont l'agoraphobe rende compte de son impression de terreur, le résultat sensible est toujours le même, c'est l'impuissance motrice. Il a beau vouloir marcher, avancer, il est comme frappé de parésie ; et bien que dans certains cas il fasse un sérieux effort pour dépasser, pour franchir l'endroit qui l'impressionne, le plus souvent cet effort n'est pas suivi de réussite. C'est le cas d'un homme dont je trouve l'observation citée dans la *Gazette hebdomadaire de Médecine et de Chirurgie.* Ses occupations le forçaient à traverser assez souvent la place Vendôme. Parvenu à l'entrée de cette place, il se livrait à lui-même un long combat, puis finissait par revenir sur ses pas et prendre un véhicule.

Rien pourtant ne s'oppose physiquement à la marche de cet homme qui piétine sur place, et presque toujours, il suffit pour lui faire retrouver ses forces qu'une circonstance en apparence indifférente vienne l'arracher à sa dangereuse contemplation.

C'est ainsi que beaucoup d'agoraphobes sentent se dissiper leur anxiété, quand un objet déterminé, limité, vient fixer leur regard ; par exemple, une voiture traversant la rue, un bec de gaz qui s'allume, etc., et ces malades bien vite au fait de cette particularité savent à leur tour user d'artifice pour conjurer l'accès. M. Delasiauve a rapporté à la Société médico-psychologique le cas d'un malade domicilié au Gros-Caillou, qui traversait sans dommage le pont d'Iéna, en fixant un arbre planté de l'autre côté de la Seine ; et Westhphall, celui d'un prêtre qui se trouvait assailli d'une profonde terreur quand il n'avait pas au-

(1) Annales médico-psychologiques. Juillet, 1876.

dessus de sa tête une voûte, un plafond, et qui, ayant à traverser une plaine, ouvrait son parapluie et se trouvait rassuré.

De même, l'observation suivante de M. Bourdin.

« Un homme sur lequel pèsent des influences névropathiques héréditaires, se complaît à affronter certains périls, sans nécessité aucune, et par simple plaisir. Il se hasarde facilement sur les rochers escarpés qu'il escalade avec beaucoup d'agilité et d'audace. Il court de roche en roche avec une tranquillité parfaite pourvu qu'il existe, au pied de cette roche, soit une saillie, soit un pli de terrain propre à fixer le regard. Que la saillie ou le pli de terrain soit disposé même en plan incliné, cela suffit pour entretenir la sécurité. Une saillie quelconque rassure l'œil pour me servir de l'expression de la personne dont il s'agit. Or, l'œil étant rassuré, l'esprit est calme et la possession de soi-même reste intacte. Si le plan incliné disparaît, le trouble pénètre dans l'organisme, et le hardi coureur d'aventures se trouve transformé, comme par enchantement, en un pauvre être pusillanime et incapable de sa témérité primitive. »

Dans un autre genre, certains états moraux peuvent également conjurer l'accès. Ainsi, une méditation profonde, une distraction passagère, l'attrait d'une conversation : « Que le malade soit un jour très-préoccupé par une affaire, livré à une profonde réflexion ou distrait par une agréable nouvelle, et la frayeur, à la même place, ne se produira point. » (Legrand du Saulle).

Ailleurs, il ne suffit plus de rassurer l'œil, de faire distraction à l'impression visuelle, il faut que le secours s'adresse au moral lui-même. Cette catégorie d'agoraphobes réclamera l'assistance d'un passant, l'arrivée d'un promeneur; le malade a besoin de ne pas se sentir seul, et ce n'est pas une des moindres bizarreries de cette névrose que de voir l'individu, toujours dans le même lieu, toujours avec les mêmes objets sous les yeux, rassuré parce que, comme on l'a vu dans certains cas, il donne la main à un enfant. Ces malades, quand ils sont obligés de traverser de larges rues peu fréquentées, longent les murs à la dérobée, se glissent derrière les voitures jusqu'à ce qu'ils rencontrent un individu marchant dans leur direction. Alors ils le suivent à une distance de quelques pas où ils l'accostent sous un prétexte quelconque, et ils sont rassurés. Ce passant ayant abandonné leur direction, la peur les ressaisit jusqu'à ce qu'ils en aient retrouvé un autre. A l'appui de ce que nous disons, nous pouvons rappeler cet officier qui fait le sujet d'une observation de M. Legrand du Saulle.

Se trouvant seul dans une église, il a peur, il sent ses jambes se dérober sous lui. Par une fausse sensation qu'on retrouve chez beaucoup d'agoraphobes, les dalles sur lesquelles il marche lui semblent être en gomme élastique. Il sort de l'église fort péniblement, quand le voilà salué par trois militaires de son régiment. Il est aussitôt remis.

Notons cependant que chez certains malades, et on pourrait presque faire rentrer parmi eux l'officier précédent, la peur est plus exigeante que chez d'autres ; il lui faut la présence d'une personne connue, d'un ami.

Ce qu'il faut surtout bien remarquer, c'est que l'agoraphobe, une fois soustrait à cette espèce de fascination que le vide de l'espace exerce sur lui, sent aussi bien que personne que ses craintes sont sans fondement. Dans sa chambre, au bras d'un ami, il raisonne avec une lucidité parfaite sur l'inanité de ses craintes, quitte, il est vrai, à être irrésistiblement repris à la moindre circonstance critique. Et cela est si vrai, que la plupart de ces malades, intelligents et instruits, — nous verrons, en effet, que M. Legrand du Saulle a noté les aptitudes intellectuelles et le travail de l'esprit comme une des conditions prédisposantes à la peur des espaces — en présence de la bizarrerie de leurs craintes et de leur impuissance à s'y soustraire, ont la plus extrême appréhension de passer pour fous. Aussi s'ingénient-ils à déguiser ou à expliquer les précautions qu'ils prennent pour éviter la production de l'accès.

Ils évitent, par exemple, de sortir seuls, de passer par certains endroits, et ils motivent cette apparence de manie en prétextant avoir à redouter des accidents subits; dans ce cas, la présence d'un compagnon leur permet de compter sur un secours. Ainsi, un malade de Westphall se disait épileptique, un autre sujet à des vertiges brusques. Ou bien, si l'accès a éclaté en dépit des précautions prises, c'est un malaise, une indisposition qui s'est emparée d'eux. Ainsi, incapables qu'ils sont de dompter leur émotion, tout ce qu'ils essaient c'est d'en déguiser les manifestations.

Jusqu'ici, j'ai montré l'accès d'agoraphobie naissant en présence d'une place publique, c'était pour graver de prime-abord quelque chose de très-simple dans l'esprit; mais il faut bien entendre que le mot « place publique », qui du reste a fourni celui « d'agoraphobie », ne doit pas être pris dans un sens étroit. Tout espace vide, que ce soit une salle de jeu ou de concert, une chambre de modeste étendue, un omnibus même peut occasionner l'accès. Un malade de Cordes avait peur lorsqu'il se trouvait seul dans son lit. Mais ce n'est pas donner encore une suffisante idée de la variété des circonstances, de la multiplicité des conditions ambiantes pouvant devenir fatales ou agoraphobes.

N'est-on pas obligé de ranger dans cette catégorie de malades des gens qui supportent bien l'aspect d'une place publique, qui y restent calmes et fermes, fût-elle aussi grande que le Champ-de-Mars, et que l'angoisse saisit dès qu'ils se trouvent en présence du vide vertical, qui ne peuvent regarder par une fenêtre, fût-elle aussi peu élevée qu'il est possible ? Et ce n'est pas là le vertige proprement dit, car il se produit également quand l'individu est en bas et l'espace vertical au-dessus de sa tête.

Ainsi, d'après M. Bourdin : « Certains individus pusillanimes ne passent qu'en tremblant le long des édifices élevés. Une montagne taillée à pic trouble leur imagination et la paralyse, pour ainsi dire. S'ils sont en voiture, ils ferment les yeux pour ne pas suivre du regard la longue ligne ascendante du rocher, qui entraîne l'œil et l'imagination dans la sphère du vide et de l'inconnu. »

Toujours d'après le même auteur, les plans inclinés sont la terreur de certains agoraphobes : « Une dame, déjà avancée en âge, jouissant néanmoins d'une excellente vue et de la plénitude de ses facultés intellectuelles, ne peut descendre les cinq ou six marches d'un certain perron sans le secours d'une main, fût-ce celle d'un enfant. Ce perron, construit en pierres blanches et très-bien entretenu, présente, au premier aspect, l'apparence d'un plan incliné qui est une occasion de trouble pour la personne dont il s'agit. L'absence de rampe contribue aussi à faire naître les craintes et les augmente. Le moindre secours dissipe toute l'illusion. »

M. Legrand du Saulle, à son tour, fait remarquer qu'à

défaut du vide, il suffit d'une surface n'offrant pas de relief important à la vue. Ainsi on a observé l'agoraphobie la mieux caractérisée en présence d'une façade étendue, dans une rue dont les maisons sont fermées ou inhabitées, devant une longue voûte soutenue par des colonnes uniformes, devant un pont aux arches nombreuses. On comprend d'ailleurs assez bien que ce genre d'étendue exerce sur l'œil et l'esprit une influence analogue à celle de l'espace vide de tout à l'heure.

Ce que M. Legrand du Saulle fait encore remarquer, et qui est intéressant, c'est que, chez les agoraphobes, le souvenir de l'angoisse, quand il est suffisamment vif, et quand le malade se laisse aller à le repasser mentalement, peut provoquer une nouvelle angoisse aussi vive que la première. Sous cette incitation purement interne, l'émotion éteinte renaît, et cette alarme, artificielle, volontaire, n'est ni moins prolongée, ni moins pénible que celle involontaire, accidentelle, dont elle est pour ainsi dire l'écho. Serait-il possible de démontrer plus nettement que la peur des espaces est de son essence et primitivement un trouble psychique, venant retentir secondairement sur les organes, et non une paralysie directe du système nerveux moteur, ou encore moins, comme le voulait Benedikt, un trouble purement sensoriel, un trouble de la vision ?

Remarquons aussi que certaines conditions favorisent les crises de la peur des espaces, et que d'autres au contraire les atténuent ou les éloignent. De ces conditions, les unes appartiennent à l'individu, les autres sont extérieures à lui. Dans le groupe des premières et exerçant une très-considérable influence, nous devons indiquer l'état des fonctions digestives. Le malade sera d'autant plus exposé à être atteint qu'il sera à jeun. Au contraire, sort-il de

table, a-t-il surtout fait un bon dîner, a-t-il usé largement
de vins généreux, de café, d'alcooliques, on trouvera chez
lui sinon une immunité totale, du moins une atténuation
sérieuse de l'acuité des symptômes. Quant au second
groupe, l'influence la mieux étudiée est celle de la lumière
et de l'obscurité. En général, l'obscurité favorise les manifestations de cette névrose. Aux mêmes endroits, dans
les mêmes circonstances, quand survient la tombée de la
nuit, l'intimidation est plus imminente, plus impérieuse.
C'est ce que démontre la généralité des observations.

Enfin, nous avons donné jusqu'ici l'agoraphobie comme
se développant toujours en présence d'espaces vides. Mais,
nous devons le dire, on a compris dans l'agoraphobie le
fait de certains malades pour lesquels le voisinage des
promeneurs, la vue des groupes animés, même la présence
d'une foule plus ou moins compacte, n'était plus une ga-
rantie d'immunité. Il y aurait même des névropathes dont
la terreur augmenterait quand le lieu où ils se trouvent
est sillonné de passants et de voitures, et M. Legrand du
Saulle parle d'une angoisse produite par la foule, angoisse
qui, par ses symptômes, est absolument symétrique de
celle produite par une plaine nue : « Elle s'impose soudainement et elle est amenée d'une façon presque invariable
par ce raisonnement : « Je ne peux pas sortir, je vais avoir
une crise, tout le monde va faire attention à moi et se
moquer, je suis perdu. » Un agoraphobe traité par Cordes
se trouvait au théâtre, lorsqu'il se lève tout à coup au
milieu de la représentation et s'éloigne. Le lendemain,
lorsque son médecin l'interroge et lui reproche son manque
de confiance, il lui repond : « Qu'est-ce que je serais devenu si le feu avait éclaté dans la salle, et si à ce moment
j'avais eu un accès ? Je n'aurais pu me sauver. »

J'ai trouvé encore cité parmi les agoraphobes un individu dont la peur se développait quand il apercevait dans la foule des visages de connaissance.

Ces faits sont intéressants ; nous aurons occasion de les rappeler et de les discuter quand nous traiterons de la nature de l'agoraphobie et de ses rapports avec d'autres névroses de même famille ; mais, pour le moment, disons que, quelle que soit la ressemblance des symptômes, il nous est difficile de confondre d'une manière absolue les genres de peur précédents avec la peur des espaces proprement dite.

Nous venons de tracer la symptomatologie de la peur des espaces. Il nous faut étudier maintenant sous quelles influences elle apparaît, quels individus elle frappe de préférence, de quelle manière elle se développe chez eux ; il nous faut, en un mot, en faire l'étiologie et la pathogénie. Mais auparavant nous croyons utile pour mieux graver dans l'esprit la physionomie vivante et tangible de cette maladie, que nous avons présentée pour ainsi dire abstraite, analytique, décomposée, d'en rapporter tout au long quelques observations caractéristiques. En voici trois choisies à cet effet : l'une est empruntée à Westphall, une autre à M. Perroud ; la dernière est tirée du travail de M. Legrand du Saulle.

Observation A. — M. N..., âgé de 24 ans, négociant, a peur d'être pris pour un fou et ose à peine rapporter ce qu'il éprouve : il lui est impossible de traverser les places et les rues dont les boutiques sont fermées, mais son inquiétude est moins grande s'il espère rencontrer des personnes de sa connaissance. Il ne peut pas voyager en omnibus ou faire un trajet quelconque en fiacre ; il est forcé de ne circuler que dans sa propre voiture. Il ne reste pas dans un théâtre, dans un concert, et, en général, dans toute salle très-spacieuse et pleine de monde. Il ressent aussitôt une angoisse étrange, une palpitation de cœur, un tremblement involontaire, une véritable frayeur, et il lui semble qu'une sensation inusitée de chaleur part du bas-ventre et lui monte à la tête.

Veut-il traverser une place, l'espace paraît s'allonger démesurément et ses pas semblent se rapetisser, quelque effort qu'il fasse pour se raisonner et se démontrer à lui-même l'absurdité du phénomène perçu. Il sait très-bien qu'il n'éprouve pas là un vertige. Il n'en a jamais eu, même en visitant des montagnes et des glaciers. Toutefois, dans ces excursions, il était toujours accompagné d'un ami, et il n'aurait point entrepris sans lui la plus petite course. L'usage d'un vin généreux ou un bon dîner atténue sa peur.

Le malade est intelligent, actif, bien doué, gai et dispos, mais il a une tendance très-marquée à l'emportement. Il n'accuse aucune anomalie psychique, sauf une légère diminution de la mémoire, et cependant il souffre moralement et craint de perdre la raison. Il n'est nullement hypochondriaque et il arrive à dissimuler d'autant mieux ses malaises, qu'ayant eu jadis quelques attaques d'épilepsie, il allègue ce motif pour ne point sortir seul. Au demeurant, il ne se préoccupe que de ses angoisses et n'a nul souci de son épilepsie ancienne.

A 14 ans, il avait éprouvé une première crise convulsive, et les autres à 15 et 17 ans. Il en eut plusieurs de suite, à 18 ans, qui furent suivies d'un délire passager. Il avait 23 ans lorsque survint la dernière. Tous les caractères classiques de l'épilepsie ont été observés dans ses attaques, et M. N... rattache l'origine de sa peur des espaces à un propos qu'on tint un jour dans sa famille : « Il ne pourra pas aller seul, à cause de ses attaques. »

Ce malade était héréditairement prédisposé aux névroses. Son bisaïeul paternel, homme marquant de son époque, en était arrivé, à la suite d'études prolongées, à ne plus rien faire pendant deux ans et même à ne plus lire. Si on lui parlait trop fort, il tombait le soir dans un état cataleptiforme dans lequel il entendait tout ce qui se passait autour de lui, sans qu'il eût la possibilité de faire le moindre mouvement. A ce moment, les paroles prononcées sur un ton trop élevé frappaient de nouveau son oreille et retentissaient violemment. Son aïeul, doué d'une grande intelligence, avait eu de fréquentes bleuettes. Aussi il avait devant les yeux des petits cercles brillants qui peu à peu s'agrandissaient, puis pâlissaient, s'effaçaient et sortaient du champ visuel. Les frères de son père furent cités pour leur distinction, et l'un d'eux compta même au nombre des plus habiles artistes contemporains. Deux moururent d'apoplexie, et le troisième d'une affection cérébrale obscure et mal définie. Enfin, les frères et les sœurs du malade se plaignaient de bluettes.

Observation B. — Madame D..., âgée de 30 ans, est d'une forte complexion et compte quatre ou cinq aliénés dans ses ancêtres maternels. Elle a un frère paralytique, et un autre frère hémiplégique, mort avec des accès éclamptiques ; elle-même a été sujette, dans sa jeunesse, à de fréquentes céphalalgies, et depuis vingt mois, à la suite d'un accouchement laborieux, elle éprouva des accidents nerveux, variés et mobiles.

Les céphalalgies ont disparu, mais sont survenues des idées tristes et noires, une crainte continuelle de devenir aliénée comme ses parents, un peu de perte de la mémoire, une douleur plus ou moins vive, mais persistante, le long du rachis, au niveau des premières dorsales, une certaine facilité à se lasser sous l'influence de la marche, et de plus une sensation de vide dans la tête, quand elle se trouve seule au milieu d'une place on d'une rue. Il semble alors à la malade qu'elle est perdue dans le vide ; elle se sent mal assurée sur ses jambes, et il lui paraît qu'elle est constamment sur le point de tomber en avant ou en arrière. Cette sensation pénible a fini par lui inspirer une certaine peur des espaces étendus ; elle ne peut bientôt plus traverser une rue et surtout une place sans appréhension, et elle est arrivée ainsi à éprouver une véritable angoisse quand elle est obligée de s'aventurer de la sorte. Quand elle est accompagnée, elle se sent moins isolée, et ces peurs bizarres ne se produisent pas ou disparaissent en même temps que disparaît la sensation du vide qui l'entoure.

Cette agoraphobie a bien diminué maintenant, mais la malade est toujours très-névropathique. Elle ne présente, du reste, les signes d'aucune lésion organique apparente.

OBSERVATION C. — M. Albert G..., âgé de 27 ans, lieutenant d'infanterie, doué d'une intelligence distinguée, a beaucoup lu et est un agréable causeur. Il a quelques prétentions à la littératu re, à la poésie et à la musique, et il se dit archéologue. Il est d'une sobriété exemplaire, et, à 20 ans, en 1870, il a été décoré pour un acte de bravoure. Sa santé a toujours été excellente, mais il a été choréique pendant trois mois, vers l'âge de 13 ans, et il se souvient parfaitement d'avoir été traité alors par la gymnastique,

les bains sulfureux et l'usage d'une préparation de strych-
nine. Son père est mort d'apoplexie ; sa mère a eu quelques attaques convulsives, et l'une de ses cousines ger-
maines a été traitée pendant trois mois dans un établis-
sement d'aliénés.

En 1872, étant en garnison dans une grande ville, il
traverse un matin, en habit bourgeois, une place publique
absolument déserte, et il a peur. Il regarde tout autour de
lui, n'aperçoit personne, se sent un peu défaillir, et se
demande s'il ne doit pas retourner sur ses pas. Il hésite,
peut à peine contenir son émotion, distingue très-nette-
ment les objets, mais il tremble et n'avance pas. Une
voiture de fourrage débouche sur la place, et aussitôt il se
remet à marcher. Une fois entré dans une rue étroite, il
est à l'aise, n'éprouve plus rien et ne fait point attention
à ce qui vient de se passer.

A quelques jours d'intervalle, il traverse la même place,
à la même heure, en uniforme, son sabre au côté, et il ne
ressent rien de particulier ; puis, à différentes reprises,
dans la journée ou dans la soirée, il parcourt, sans le
moindre malaise, le même chemin, en habits bourgeois et
à cheval.

Un certain jour, il monte chez l'un de ses amis, logé à
un troisième étage, et il l'attend en fumant sur sa terrasse. Il jette les yeux sur le vide qui l'environne, se trouble, s'inquiète, pâlit, rougit, frissonne, quitte la terrasse,
rentre dans la chambre, s'assied en tournant le dos à la
fenêtre, se calme peu à peu, perd patience, descend l'esca-
lier en fredonnant, marche gaiement pendant vingt minutes, arrive à son restaurant habituel, retrouve ses cama-
rades et dîne avec le meilleur appétit.

Il prend part un matin à de grandes manœuvres et il

reçoit l'ordre de se porter à une distance de trois kilomètres, de s'adosser à un petit moulin qu'on lui désigne, de lever rapidement le plan de la campagne et de revenir aussitôt par tel chemin de traverse qui le mènera tout droit à un village. Là il devra rencontrer et rejoindre un détachement envoyé en reconnaissance, et il éclairera ensuite plusieurs bataillons qui seront censés se porter au-devant de l'ennemi. A peine cet officier est-il arrivé au petit moulin et commence-t-il à crayonner, qu'il est effrayé à la vue d'une plaine sans fin, qu'il tremble, et que très–pâle et hors de lui, il pénètre dans l'habitation du meunier, se déclare indisposé « à la suite d'un coup de soleil » et demande une tasse de lait. On l'accueille avec bienveillance et il se remet aussitôt. Dix minutes après, il sort, questionne un jeune garçon sur la localité et le fait asseoir à côté de lui pendant qu'il dessine, puis il le remercie et s'éloigne.

Plusieurs fois, en habit bourgeois, il traverse la même place qne la première fois et est repris de la même angoisse, tandis que, soit à cheval, soit en uniforme et le sabre au côté, il peut impunément parcourir la même voie. Préoccupé, inquiet, craignant d'être remarqué et de passer peut–être pour un lâche, il se décide à consulter un médecin civil qui lui prescrit une application de sangsues aux apophyses mastoïdes et un purgatif salin toutes les semaines pendant trois mois.

En 1874 il change de garnison et voyage avec son régiment. Après une étape de 33 kilomètres, il arrive dans une petite ville et se trouve logé en face d'une église gothique assez remarquable. Il examine assez attentivement le monument à l'extérieur, puis il pénètre dans l'église, se voit seul, a peur, sent ses jambes se dérober sous lui, s'imagine

marcher sur des dalles en gomme élastique, s'assied, s'es-
suie la face et gémit. Au bout d'un instant, il entend cau-
ser, se lève, s'exhorte mentalement, tâche de faire bonne
contenance, n'aperçoit personne, marche péniblement,
sort de l'église, est salué par trois militaires de son régiment et se trouve presque aussitôt remis. Il n'a eu ni vertiges, ni nausées, mais il croit avoir ressenti momentanément le besoin impérieux d'aller à la selle.

Quelques jours après, arrivé à destination, il éprouve
des contrariétés assez vives. Il se loge d'abord au deuxième
étage, sur une cour, puis au premier étage, sur la rue, et
à différentes reprises, il souffre de ses angoisses. Ses ca-
marades le plaisantent sur les motifs qu'il allègue pour
changer aussi fréquemment d'appartement. Enfin, après
plusieurs autres essais et après des tergiversations con-
stantes, il loue une boutique, en laisse les volets fermés,
allume en tout temps une bougie, couche dans l'arrière-
boutique, et sort en tout temps par la petite cour de la
maison. Cette fois, il ne ressent plus rien et se porte à
merveille.

En 1875, il a peur dans la grande cour d'une caserne,
et comme il a déjà donné lieu aux plus désobligeantes
suppositions et qu'on lui a fait plusieurs fois de très-sots
compliments, il se dit malade, congestionné, menacé gra-
vement d'apoplexie, et il sollicite de longs congés, puis sa
mise en retrait d'emploi pour infirmités temporaires.

De retour dans son village natal, il s'occupe, sort très-
peu, lit beaucoup et ne ressent absolument rien. Il re-
cueille l'héritage de ses parents et résiste à plusieurs
projets de mariage qu'on lui soumet. « Que faut-il que je
fasse, m'écrit-il, dois-je me marier? J'en ai bien plus d'envie que je ne le laisse voir. Personne ne peut s'imaginer

ici que je sois malade et le fait est que je mange et bois bien, que je dors mieux encore, et qu'à me voir on m'achèterait la vie. Il faut cependant que j'aie une sorte de désorganisation latente du cerveau ».

Après un traitement hydrothérapique très-prolongé et une médication faiblement bromurée, mais longtemps continuée, M. Albert G... est rentré dans l'armée (1er avril 1877). Est-il guéri ? Je ne le pense pas.

———

CHAPITRE II

ÉTIOLOGIE

M. Legrand du Saulle a étudié avec un soin tout particulier cette question de l'étiologie. Ce que nous en dirons sera en grande partie le résumé des conclusions auxquelles il est arrivé.

Il distingue d'abord deux formes, deux modes de l'agoraphobie.

L'agoraphobie peut exister seule, venir frapper un homme au milieu de la santé la plus florissante, sans qu'aucun symptôme morbide autre l'accompagne, sans aucun trouble autre somatique ou psychique ; elle peut être idiopathique.

Ou bien, elle est deutéropathique. C'est un phénomène accessoire venant compliquer un groupe pathologique préexistant.

C'est là une distinction qui n'a pas été immédiatement faite.

Un des premiers auteurs qui aient traité de la peur des espaces, M. le Dr Perroud, n'avait admis que la forme secondaire (1),

Ainsi nous lisons dans son travail : « Faut-il avec Westphall faire de l'agoraphobie un état névropathique spécial, une sorte d'espèce nosologique dans la famille des névroses? Nous ne le pensons pas; pour nous, l'agoraphobie n'est seulement qu'un symptôme, un des mille phénomènes qui à un moment donné peuvent apparaître chez les gens névropathiques, et sa pathologie dans la plupart de nos observations nous paraît d'une intelligence très-facile... »

Et un peu après :

« L'agoraphobie n'étant qu'un symptôme, son histoire pathologique doit varier suivant les cas et suivant la nature des maladies dans lesquelles elle se montre.... Sa marche est parallèle à celle de la maladie dont elle est symptomatique.

Mais on ne s'étonnera pas de cette divergence d'opinions si on remarque que, par une singulière coïncidence, sur les six observations qui ont servi de base, à M. Perroud, pour établir sa théorie, quatre se rapportent indubitablement à l'agoraphobie secondaire dont ce sont des exemples typiques, et que les deux autres se rapporteraient plutôt encore à cette forme secondaire qu'à la primitive. Il avait donc été, dans son exclusion, absolument fidèle à la méthode d'observation.

Et quant à l'agoraphobie primitive dont les auteurs allemands lui avaient rapporté des exemples, il n'en contestait pas l'existence ; mais, en présence de la différence

_____

(1) Perroud. Lyon médical. 1873.

des symptômes, en présence surtout de la différ ence des interprétations théoriques, il en faisait une affection toute différente, une sorte de simple vertige se produisant en présence des grands espaces vides, et dont la cause pouvait bien être, comme le disait Benedikt, une parésie des muscles droits internes de l'œil.

Avec l'expérience que nous a donnée la publication d'un grand nombre de cas d'agoraphobie, il nous est aujourd'hui impossible de reconnaître cette dualité de nature comme conforme à la réalité. Quelles que soient les modalités symptomatiques, il n'y a en réalité qu'une agoraphobie, dont la caractéristique, le fait un et primitif consiste dans le trouble moral profond éprouvé sous les influences que nous avons dites plus haut; et la dualité de nature se réduit à une dualité de formes, qui est précisément celle qu'a établie M. Legrand du Saulle.

Mais cette distinction de deux formes est des plus importantes, car à chacune d'elles correspond un mode de début spécial, un pronostic spécial, une thérapeutique spéciale.

Mode de début. — L'agoraphobie idiopathique a un début subit. Elle naît brusquement au milieu des circonstances les plus variées, sans qu'on lui puisse assigner une cause déterminante précise.

Ainsi, M. Legrand du Saulle cite le cas d'un homme vigoureux qui, pendant une promenade en mer, se trouve indisposé, monte sur le pont et éprouve le lendemain tous les symptômes du mal. Jusqu'à l'accès, santé parfaite ; après l'accès. peur des espaces sans aucune autre manifestation morbide.

Ainsi, Cordes cite un professeur frappé subitement au milieu de son cours.

Ailleurs, c'est le fait d'un malade qui souffre d'un goître exophthalmique, et qui contracte brusquement cette crainte des espaces dans une partie de patinage.

L'agoraphobie secondaire débute au contraire avec lenteur. L'individu appartient à la catégorie des névropathes. Il éprouve, depuis plus ou moins longtemps, des symptômes plus ou moins pénibles, plus ou moins tenaces, plus ou moins nombreux, et, à un certain jour, la peur de l'espace vient s'y ajouter.

Pronostic. — L'agoraphobie primitive s'améliore assez aisément ; elle disparaît même parfois spontanément ; c'est ce qu'a observé Bénédikt.

La guérison de la forme secondaire, au contraire, présente toutes les incertitudes, toutes les difficultés, tous les réveils possibles, et je dirai presque toutes les impossibilités qui sont le lot d'un état névropathique constitutionnel.

Quant à la thérapeutique, nous y verrons des différences aussi marquées.

De la peur des espaces secondaires, nous avons peu de choses à dire. Nous n'avons pas à faire l'étiologie des états nerveux où on la rencontre. Nous ne saurions même songer à les énumérer tous.

Disons seulement que quelques malades étaient franchement épileptiques, un autre hypochondriaque. Plus communément, il n'existait pas une de ces grandes névroses si clairement définies, mais un état vague de souffrance nerveuse.

Ainsi les individus presentent des maux de tête habi-

tuels, des migraines, des troubles sensoriels comme des bluettes et des tintements d'oreille, des tremblements pas-
- sagers, des palpitations, de l'insomnie.

Du reste, on n'a rien noté de saillant du côté des autres appareils; les fonctions digestive, respiratoire, circula-
toire s'accomplissent normalement; car si dans quelques cas elles étaient altérées, vu la rareté de ces exceptions, il n'y faut voir qu'une coïncidence.

Quant aux fonctions génitales, elles sont quelquefois surexcitées et plus communément dans un état de dépression, mais c'est là le fait de l'état nerveux, et non celui de l'agoraphobie.

Nous venons de dire que M. Perraud n'avait guère observé que des agoraphobes deutéropathiques; nous ne pou-
vons mieux faire, arrivé ici, que de rappeler ses deux observations les plus caractéristiques.

OBSERVATION D. — F. A..., âgé de 50 ans, tempérament sec et nerveux, a fait quelques excès de boisson et a usé, pendant plusieurs années, d'un régime trop animalisé.

Depuis l'âge de 30 ans, quelques douleurs goutteuses dans les petites articulations des pieds et des genoux; produits tophacés et ostéophytiques dans le voisinage de ces jointures.

Depuis huit à neuf mois, étourdissements fréquents à la suite desquels le malade a eu quelquefois de l'engourdis-
sement du bras droit avec quelques heures d'aphasie; l'arthrite a fait jusqu'à présent des progrès assez grands pour gêner considérablement la marche, même avec le secours d'une béquille, de sorte que le malade hésite à sortir, dans la crainte que la difficulté qu'il a à marcher, compli-
quée des étourdissements qui lui surviennent parfois, ne

soient pour lui dans la rue la cause de quelques accidents fâcheux ; bientôt cette crainte se change en véritable terreur lorsqu'il est dehors, et quand, en 1861, nous voyons le malade pour la première fois, il nous présente les caractères d'une agoraphobie bien marquée.

Lorsqu'il est au milieu d'une large rue ou sur une place, il éprouve une angoisse indéfinissable, un sentiment de terreur occasionné par le vide au milieu duquel il se trouve; il se sent comme anéanti et il lui semble qu'il est sur le point d'être frappé de vertige ou d'étourdissement. Plus la rue où il se trouve est large, plus la place est étendue, plus aussi l'angoisse qu'il ressent est prononcée. Plusieurs fois, il lui a été impossible tout à fait de descendre du trottoir sur la chaussée, tellement était intense la terreur dans laquelle une pareille tentative le mettait. Le passage du Niagara sur une corde tendue n'eût pas été pour lui plus effrayant.

A... éprouve en même temps une excitabilité nerveuse très-prononcée; il s'appesantit avec complaisance sur les moindres symptômes qu'il éprouve, il en grossit l'importance et s'en affecte outre mesure; dans la rue, le passage d'une voiture, les aboiements d'un chien le jettent parfois dans une folle terreur; il se plaint souvent d'une sensation de vide dans la tête, mais ses principales fonctions végétatives se font toujours avec régularité.

Nous avons eu plusieurs fois l'occasion de revoir A... depuis 1861; il a éprouvé depuis cette époque plusieurs étourdissements, quelquefois suivis d'hémiplégie incomplète et passagère. Son agoraphobie est bien moindre.

OBSERVATION E. — M. L...., âgé de 25 ans, employé de commerce, d'une constitution médiocre et d'un tempérament nerveux très-impressionnable, a été éprouvé dans son enfance par une affection grave du poumon (vomique ?), ce qui engagea ses parents à l'envoyer terminer son instruction dans le Midi.

En 1859, de retour à Lyon dans sa famille, il commença à être pris d'accidents nerveux divers, sous l'influence présumée d'une vie moins active ou plus monotone ; il devient triste, facilement irritable et dyspeptique.

En 1860, un soir, il est pris subitement dans la rue de coliques légères avec sentiment de faiblesse dans les membres inférieurs ; depuis lors, ses jambes lui paraissent plus faibles qu'à l'état normal : il lui semble qu'elles vont ployer sous lui, et, dans cette persuasion, il évite de sortir. Bientôt, lorsqu'il est dehors, cette inquiétude se change en frayeur, et, au bout de deux mois, il arrive progressivement et rapidement à éprouver un sentiment d'angoisse difficile à définir, quand il se trouve seul au milieu d'une rue ou sur une place. Il se sent alors isolé et comme épouvanté du vide qui l'environne ; ses membres tremblent, et l'émotion pénible qu'il éprouve a quelque chose de comparable à celle que l'on ressent lorsque l'œil plonge dans de vastes profondeurs, comme lorsqu'on est suspendu au-dessus d'un précipice.

Cette terreur inexplicable saisit principalement le malade lorsqu'il trouve un pont, une grande place ou une large rue ; aussi évite-t-il avec soin de pareilles traversées pour longer strictement les maisons lorsqu'il se hasarde à sortir. Il se sent alors plus rassuré et ses angoisses diminuent ; elles diminuent aussi lorsque M. L... est suivi ou accompagné de quelqu'un ; il sort alors volontiers, et, quoique son compagnon ne lui prête d'autre appui que l'aide de sa présence, c'est assez pour rassurer le malade et atténuer son agoraphobie. La simple compagnie d'une canne est suffisante parfois pour diminuer ou faire cesser cet accident bizarre ; une forte distraction produit le même effet : M. L..., alors, traverse facilement et presque à son insu des espaces qu'il n'aurait pu franchir sans les plus vives angoisses si son esprit n'avait pas été occupé ailleurs.

Ces phénomènes sont accompagnés d'un état névrosique assez prononcé : grande excitabilité, un peu de kopiopie, quelques très-rares bourdonnements d'oreille. Le malade se préoccupe vivement de ce qu'il éprouve, il s'exagère toutes ses sensations et répète en pleurant qu'il ne guérira pas. Quelques mois après le début de son affection, il eut un véritable accès d'hystérie, avec larmes, convulsions classiques, boules hystériques et défaillance sans perte de connaissance.

L'examen physique de tous les organes donne des signes négatifs : pas de diminution de l'intelligence ; la force musculaire, essayée d'après la méthode ordinaire, n'est diminuée ni dans les membres supérieurs ni dans les inférieurs ; pas de spermatorrhée, pas de troubles dans l'émission des urines ou des matières fécales.

Les différents phénomènes nerveux dont nous venons de parler durèrent deux ans. M. L... est encore un peu névropathique, mais, depuis 1861, il n'accuse plus d'agoraphobie, quoique depuis cette époque il ait éprouvé encore quelquefois une sensation de faiblesse momentanée dans les membres inférieurs ; des toniques, des antispasmodiques et de l'hydrothérapie ont surtout fait la base du traitement, mais ils n'ont paru avoir qu'un effet médiocre sur la guérison.

Ajoutons que le père de M. L... a été maniaque, il y a quelques années, pendant plusieurs mois. La mère du ma-

Duhaut.   3

lade est très-nerveuse et aurait éprouvé des phénomènes
d'agoraphobie analogues à ceux que son fils a présentés,
et qui durèrent deux ou trois ans.

On saisit là à merveille la physionomie, le caractère
progressif et compliquant de l'agoraphobie secondaire. On
comprend, après ces observations, que M. Perroud ait employé les paroles suivantes pour définir le mode de formation, la pathogénie de cet état morbide :.

« Un malade est sujet à des vertiges ou à des défaillan-
ces dans les membres inférieurs; il hésite alors à s'aventurer loin des objets qui pourraient lui servir de point
d'appui ; en cas d'accident, dans les rues, il se tient à la
portée des maisons, c'est avec une certaine appréhension
qu'il traverse la chaussée, et cette appréhension est plus
grande encore quand c'est une place qu'il lui faut franchir.
Peu à peu, l'état névropathique aidant, cette appréhension
devient maladive, et c'est bientôt de la terreur et une véritable angoisse que le sujet éprouve quand il se sent seul
et isolé au milieu d'un espace étendu; c'est une sorte de
terreur du vide qu'il ressent, il est comme cloué en place
et ne peut plus avancer ni reculer, persuadé qu'il ne pourrait le faire sans danger. Alors, l'agoraphobie est faite. »

Revenons à l'agoraphobie primitive.

Cordes, dont l'autorité a ici d'autant plus de portée
qu'il décrivait un mal dont il avait personnellement souf-
fert, Cordes a posé en loi que la peur des espaces est toujours un symptôme d'épuisement, un phénomène de
dépression nerveuse, et que toujours elle peut être rangée,
au point de vue étiologique, sous un de ces trois titres :
travail intellectuel exagéré, abus des fonctions génitales,

troubles dyspeptiques. Il est vrai qu'il entendait parler d'un épuisement, d'un affaiblissement particulier à la puissance motrice, que l'agoraphobie était pour lui un trouble spécial et direct du système nerveux moteur, et que nous aurons occasion, un peu plus loin, de combattre ce côté particulier de la théorie. Il est vrai encore que les trois conditions causatrices qu'il a déterminées sont trop exclusives, trop étroites ; mais le fond de sa théorie est d'une justesse parfaite.

Qu'on examine les nombreux cas d'agoraphobie simple présentés dans les auteurs, qu'on en fasse le relevé étiologique, toujours la maladie a éclaté chez des gens surmenés intellectuellement ou dont l'état physique avait périclité.

Cordes lui-même était débilité par des travaux prolongés quand il ressentit la première atteinte. C'était un soir, au théâtre; il ressentit une telle angoisse qu'il fut forcé de quitter la place. Le repos, une hygiène savante lui rendirent ses forces et les troubles émotifs disparurent.

De même pour ce malade cité précisément par Cordes. Employé de l'Etat, il venait littéralement d'être accablé de travail ; la peur des espaces se déclara chez lui. Il fut guéri par des bains froids et un régime tonique.

De même pour tous.

Mais une observation est particulièrement décisive. Elle est due à M. Legrand du Saulle. C'est celle d'un jeune homme qui, tout occupé de la préparation d'un concours, passa plusieurs semaines sans dormir ni manger suffisamment, mais faisant abus du tabac et du café. Un soir, en face d'un grand pont, il eut peur et resta comme pétrifié. Le même phénomène se renouvela dans diverses circonstances, mais toujours en face du vide. Legrand du Saulle, consulté, attribua la maladie à la fatigue produite par cette surexcitation de trois semaines, et affirma « que le repos, un voyage au bord de la mer, la suppression du café et la diminution considérable du tabac feraient rapidement tous les frais de la guérison. » Ce qui arriva.

Cette notion pathogénique à laquelle nous venons d'arriver, nous sera une clef pour nous expliquer ce fait de prime abord surprenant, à savoir que l'agoraphobie primitive frappe de préférence des hommes, des hommes adultes, des hommes intelligents et instruits. Election qui autrement paraîtrait invraisemblable et qui cependant est bien réelle.

Des six malades de Perroud, en effet, trois sont des hommes et trois des femmes, et cette identité numérique tendrait à infirmer notre proposition ; mais, si nous consultons les autres collections d'observations, le résultat est tout différent. Les malades de Westhphall et ceux de Brown-Séquard sont tous des hommes, et 29 cas recueillis par Cordes nous donnent 28 hommes contre une seule femme : prédisposition bien accentuée en faveur du sexe masculin, que viennent encore accuser les faits réunis par M. Legrand du Saulle : à tel point que cet auteur, en présence de ces résultats, et considérant par contre que l'agoraphobie secondaire est — on s'y attend d'ailleurs — bien plus fréquente chez la femme, a formulé cette conclusion que presqu'infailliblement le sexe du malade révèle la forme de la névrose.

Mais il faut bien remarquer que la prédisposition provenant du sexe est bien plus puissante pour la forme protopathique que pour la forme deutéropathique : il nous est facile de nous en convaincre au moyen des chiffres posés plus haut. Les faits de Cordes appartiennent à la première catégorie ; la prépondérance dans le sens indiqué est énorme, 28 sur 29. Au contraire, nous avons dit que ceux de **M.** Perroud pouvaient bien rentrer dans la seconde espèce ; et là, il y a balancement, trois contre trois.

Et non-seulement, tous ces malades sont des hommes, comme nous avions annoncé que cela devait être, mais notre seconde proposition sur l'âge des agoraphobes primitifs est également vérifiée par les faits, et vérifiée même plus rigoureusement encore que la première. Tous ces malades sans exception sont dans l'âge adulte, dans la pleine virilité : pas un seul enfant, pas davantage de vieillard.

Quant au développement des facultés intellectuelles, la constatation est déjà plus délicate et bien difficile à faire : mais, d'après ce qu'on peut démêler, on peut dire que cette prédisposition, incontestable cependant, n'étend pas son influence d'une façon aussi générale que celle du sexe ou de l'âge. Un certain nombre des malades exercent des professions libérales : ingénieurs, artistes, écrivains, professeurs. Mais à côté, et nous-même en avons rapporté les exemples, nous trouvons des malades exerçant des métiers presque purement manuels, un cuisinier, plusieurs voyageurs de commerce, etc. Il n'en saurait être d'ailleurs autrement ; puisque les véritables causes qui développent la maladie sont aussi bien les excès vénériens, les excès du café et d'alcool que la fatigue exagérée de l'esprit, et que si cette dernière sorte de fatigue existe de préférence chez les gens voués aux travaux intellectuels d'une manière toute spéciale, on n'en saurait dire autant des excès alcooliques ou des excès vénériens.

Une influence intéressante reste à étudier ; c'est celle de l'hérédité.

Chez les névropathes agoraphobes secondaires, l'hérédité est indéniable ; pour eux c'est l'ordinaire.

Chez les agoraphobes primitifs, il n'est pas impossible

de retrouver des traces de son influence, mais elle est pour eux bien plus rare.

Seulement, pour donner à nos deux propositions leur véritable valeur, il faut bien entendre ce que nous désignons par le mot hérédité.

L'hérédité parfaite serait de voir un agoraphobe primitif, fils d'agoraphobe primitif, et chez tous deux la névrose éclatant dans les mêmes circonstances : à la suite de travaux intellectuels exagérés , par exemple. Ce serait là l'hérédité absolue. C'est celle-là dont un écrivain contemporain a magistralement donné la définition (1).

« L'hérédité est la loi biologique en vertu de laquelle tous les êtres doués de vie tendent à se répéter dans leurs descendants : elle est pour l'espèce ce que l'identité personnelle est pour l'individu. Par elle, au milieu de variations considérables et incessantes, il y a un fond qui demeure ; par elle la nature se copie et s'imite. Considérée dans sa forme idéale, l'hérédité serait la reproduction pure et simple du semblable par le semblable. »

Mais cette hérédité parfaite et absolue, qui est la loi physiologique universelle, on ne l'observe que bien rarement en pathologie. En particulier, sur le terrain de la peur des espaces, nous n'avons pas la prétention de la rencontrer.

Mais ce que nous rechercherons, c'est s'il n'existait pas chez les parents d'agoraphobes, des troubles d'un genre analogue, un état névropathique qu'on puisse en rapprocher. Car c'est ainsi qu'il faut comprendre l'hérédité.

Ce qu'exprime d'ailleurs M. Moreau de Tours dans sa psychologie morbide.

(1) Th. Ribot. L'hérédité. Paris, 1873.

« C'est mal comprendre la loi d'hérédité que d'attendre à chaque génération nouvelle le retour de phénomènes identiques ; certains auteurs ont refusé de soumettre les facultés mentales à l'hérédité, parce qu'ils voudraient que le caractère et l'intelligence des descendants fussent exactement semblables à ceux des ascendants, qu'une génération fût la copie de la précédente, que le père et le fils donnassent le spectacle d'une même créature, naissant deux fois et parcourant chaque fois la même vie dans les mêmes conditions. Ce n'est pas dans l'identité des fonctions ou des faits organiques et intellectuels qu'il faut chercher l'explication de la loi d'hérédité ; c'est dans la source même de l'organisation, dans la constitution intime.

« Une famille dont le chef est mort aliéné, épileptique, apoplectique même, n'est pas nécessairement composée d'aliénés et d'épileptiques ; mais les enfants peuvent être idiots, paralytiques ou dégénérés. Ce que le père a transmis à ses enfants, ce n'est pas la folie, c'est le vice de sa constitution qui se manifeste sous des formes différentes. »

En un mot, l'hérédité pathologique n'est pas la transmission des parents aux enfants, d'une maladie déterminée avec conservation intégrale des symptômes de l'ordre physique et de l'ordre moral, mais la transmission d'aptitudes à des accidents analogues.

Or, cela bien entendu, et ce sens large adopté, les faits nous témoignent de l'existence de l'hérédité dans l'agoraphobie.

Les malades de Westhphall avaient tous des névropathes dans leurs familles, sauf, il faut le dire, l'un d'entre eux. M. Legrand du Saulle, concluant d'après ses propres observations, accepte l'hérédité. M. Dagonet, lui aussi, a noté des cas d'aliénation dans les familles. Voilà donc des autorités suffisantes pour admettre que si la peur des espaces est bien souvent acquise par l'individu et sans antécédents ataviques, d'autres fois, par contre, une aptitude transmise à la naissance aura pu contribuer à son développement.

CHAPITRE III

NATURE DE LA MALADIE

Nous avons indiqué les symptômes, la physionomie, les causes, le pronostic de la peur des espaces. Il nous reste, pour compléter cette étude, à préciser la nature, à déterminer la théorie de cette affection.

Bien que l'agoraphobie soit d'étude récente, et que peu d'auteurs aient écrit sur elle, les théories émises à son sujet sont encore relativement nombreuses : il semble que chaque auteur ait tenu à fournir la sienne. Mais ces théories, ou du moins la plupart d'entre elles, n'ont plus aujourd'hui qu'un intérêt de curiosité historique. C'est pourquoi nous nous contenterons d'exposer rapidement les principales, nous réservant d'appuyer seulement sur celle-là qui, selon nous, correspond à la réalité.

On a vu tour à tour dans l'agoraphobie un trouble local consistant dans un mal fonctionnement d'un des organes des sens, un trouble général consistant en une paralysie du système nerveux moteur, enfin un trouble directement psychique.

La première de ces théories, celle qui admet un trouble sensoriel s'appuie du nom de Benedikt. Voici à quel propos elle a été émise.

Un malade au sujet duquel on avait porté le diagnostic d'agoraphobie, présentait une faiblesse des muscles droits internes de l'œil, telle que la vision ne pouvait exister sans diplopie dès qu'un des axes optiques s'inclinait en dehors de 30°. L'autre œil, ne pouvant converger suffisamment pour que les deux axes optiques restassent parallèles, il se produisait, en effet, deux images, l'une vive et nette perçue par la tache jaune de l'un des yeux, l'autre provenant de la partie latérale de l'autre œil. Benedikt admit comme conséquence de ce trouble de la perception visuelle un trouble dans la portion du cerveau qui reçoit ces perceptions et un défaut d'équilibre dans les incitations motrices générales ; et il vit dans l'agoraphobie un vertige résultant de ce défaut d'équilibre.

Le malade fut traité par l'électricité et, comme dans les cas de parésie des muscles de l'œil, la guérison survint rapidement. Après dix-huit mois, il n'y avait point eu de rechute.

Le diagnostic était-il juste? Avait-on eu bien affaire à une véritable agoraphobie ou simplement à du vertige? C'est ce qu'il n'est pas facile de dire. Dans tous les cas, rappelons-nous que l'agoraphobie peut disparaître spontanément, que Westhphall lui-même a observé cette guérison autogène sur un de ses malades, et qu'ainsi il a pu en être du malade de Benedikt. Et rappelons-nous surtout que quand les causes auraient été cette fois celles qu'indique le pathologiste de Vienne, aucune des autres observations ne vient confirmer cette théorie. Aussi a-t-elle été complétement abandonnée.

C'est Westhphall qui le premier lui a porté toutes les objections qu'elle peut susciter.

Benedikt montrait bien comment ce défaut d'équilibre dans les incitations motrices, cette sorte d'ataxie provenant de la diplopie pouvait céder quand l'individu fixait énergiquement un point en particulier et supprimait une des deux images — la moins nette, — mais il ne montrait pas pourquoi ce trouble se produisait toujours en présence d'un grand espace vide. Il y a tout aussi bien des mouvements visuels de côté dans une chambre de six pieds carrés que sur un plateau grand comme le Champ-de-Mars, dans une rue où passerait à peine une voiture que sur un boulevard ; et la grandeur du lieu n'a rien à faire avec l'obliquité des rayons. Il montrait bien moins encore comment pouvait s'expliquer cette anxiété, cette angoisse qui, nous l'avons vu, précède et domine la parésie.

Enfin Westhphall fit la constatation directe de l'état oculaire sur les agoraphobes qu'il eut occasion d'observer ; et chez aucun d'entre eux on ne trouva d'insuffisance des muscles droits internes. De ses trois malades, deux ne présentaient absolument aucune altération dans l'appareil oculaire, et si le troisième avait un peu de faiblesse des muscles sus-nommés, c'était quelque chose de si peu considérable qu'on ne pouvait fonder là-dessus aucune hypothèse sérieuse.

Mais après avoir réfuté Benedikt, Westhphall à son tour produisit une théorie, et cette théorie elle aussi est passible de bien fortes objections.

Pour lui, l'agoraphobie est une variété légère d'épilepsie. Il se fonde, pour la démonstration de cette proposition, sur la ressemblance de certains symptômes et sur les rapports héréditaires. En effet, des trois malades dont l'observation figure dans le mémoire de cet auteur, le premier était un sujet franchement épileptique ; le deuxième avait eu dans sa jeunesse des convulsions dues au même mal, le dernier plusieurs fois par an était atteint d'éblouissements subits. De même, le malade de Benedikt avait un frère épileptique. Quant aux symptômes, quelle analogie ne remarque-t-on pas entre ceux de la peur des espaces et ceux de l'aura epileptica.

Mais ces symptômes, sensation de chaleur montant de l'estomac à la tête, angoisse précordiale, céphalalgie, éblouissements, etc., sont les symptômes généraux, communs de toutes les névropathies. Si on se fonde sur leur existence commune dans l'agoraphobie et dans l'épilepsie pour confondre ces deux maladies, il n'y a pas de raison pour ne pas confondre également toutes les névropathies, et, en exagérant cette méthode, tous les genres d'affections possibles ; car il n'y en a aucune, si différente soit-elle avec une autre, qui n'ait nécessairement avec cette autre un certain nombre de symptômes communs. Mais c'est au contraire aux symptômes importants, caractéristiques, dominants, qu'il faut avoir égard dans la détermination des entités morbides. Or, ces symptômes-là, frayeur et parésie d'une part, perte de connaissance et convulsions de l'autre, ne permettent pas de confusion entre les deux affections qui sont en question.

Quant aux rapports d'hérédité, nous en avons assez dit un peu plus haut sur la nature de l'hérédité en pathologie pour comprendre comment un père épileptique peut prédisposer son fils à l'agoraphobie ou à toute autre névropathie, puisque l'hérédité transmet non pas la même maladie, mais favorise simplement la production d'affections analogues.

Avant Westhphall, Griesinger, il est vrai, avait confondu l'épilepsie avec l'hystérie et même avec l'hypochondrie. Mais ce n'est pas rendre certaine une théorie problématique que de l'étayer avec une autre théorie également problématique. L'opinion de Griesinger n'a pas été acceptée. Ainsi doit-il en être de celle de Westhphall.

Ainsi doit-il encore en être d'une autre théorie qui limite la confusion entre l'agoraphobie et l'hypochondrie. Théorie qui elle aussi repose sur une apparence de vérité, sur l'observation bien réelle d'un cas où les deux maladies coexistaient dans un même sujet, ou plutôt où l'agoraphobie, cette fois deutéropathique, était survenue comme complication d'une hypochondrie. Mais que cette coïncidence est facile à reconnaître et quelle différence entre ces deux genres de névropathie!

L'hypochondriaque n'a d'attention que pour son état de santé ou de maladie. Il se préoccupe, redoute la souffrance, étudie l'accomplissement de ses principales fonctions, s'inquiète du jeu de ses organes, analyse ses moindres sensations et s'écoute vivre. Et en même temps et par cette même raison que toutes ses idées roulent sur ses propres sensations, sans cesse il en parle, sans cesse il revient sur ce qu'il éprouve ou croit éprouver. Toutes les circonstances de la vie peuvent impressionner l'hypochondriaque, tout lui est matière à crainte ou à tristesse ; et quand la peur des espaces prend naissance chez lui, elle y présente des nuances particulières. L'individu n'a pas seulement peur du vide, il a peur en même temps d'être surpris, volé, attaqué, d'éprouver un coup de sang, etc.,

et ces vaines craintes, sans souci du ridicule, il les détail-
lera, il les énumérera à qui voudra les entendre.

Bien différent est l'agoraphobe. Non-seulement il ne
s'afflige pas au sujet de souffrances chimériques, mais il
sait très-bien qu'à part cette intimidation qui s'empare
de lui sous le coup d'influences déterminées, il jouit d'une
santé parfaitement normale, et que personne à le voir
n'en peut juger autrement. « Personne ne peut s'imaginer
que je sois malade, disait un des sujets de Legrand du
Saulle, dont nous avons cité l'observation plus haut, et le
fait est que je mange et bois bien, et qu'à me voir on
m'achèterait la vie. » Puis nous avons vu que toujours
l'agoraphobe cherchait à dissimuler ses angoisses, ses
anxiétés, tant il était persuadé de leur inanité, de leur
manque absolu de fondement, et tant aussi il craignait,
si on s'en apercevait, de passer pour aliéné.

Devant de pareils faits, on ne peut que dire de l'hypochondrie et de l'agoraphobie : Rien, absolument rien
n'autorise à les confondre; tout les sépare et rien ne les
rapproche.

Arrivons à une théorie pour le moins ingénieuse et intéressante, et qui a eu l'honneur d'être adoptée, au moins
comme vraisemblable, par M. Legrand du Saulle, à celle
de Cordes.

Cordes rattache l'agoraphobie à cet état d'irritabilité
nerveuse qu'il a appelé éréthisme, et que les pathologistes
anglais désignent de préférence sous le nom de faiblesse
irritable. C'est pour lui une exagération de la sensibilité
telle que les excitants périphériques ordinaires, agissant
sur les centres nerveux par l'intermédiaire de cette sensibilité exaltée, y déterminent, de prime-abord, une surac-

tivité fonctionnelle qui est promptement suivie de névro-
lysie, c'est-à-dire d'une période d'épuisement et de
dépression. Ce trouble porte surtout sur le système nerveux moteur, d'où la paralysie, l'impuissance motrice que
nous avons reconnue comme une des principales manifestations de notre peur; mais il n'en existe pas moins dans
les différentes fonctions nerveuses, et c'est lui qui, agissant en particulier sur les lobes cérébraux, y fait naître
les impressions anxieuses simultanées avec l'impuissance
motrice.

D'ailleurs, avec cette théorie, Cordes a eu le mérite de
remarquer que l'agoraphobie, pouvant se rencontrer par-
tout où il y a éréthisme, adynamie nerveuse, était infini-
ment plus fréquente qu'on ne le pensait de prime-abord,
et qu'elle pouvait faire partie d'une foule d'états morbides
divers.

Cette théorie est très-supérieure aux précédentes ;
néanmoins, nous avons encore bien des objections à lui
adresser.

La faiblesse irritable est un état morbide défini, dont
les symptômes et même la pathogénie sont aujourd'hui
assez bien connus. Qu'on la rattache ou non, avec M. Jac-
coud, a un état d'anémie de la moelle, on ne peut pas admettre qu'elle existe chez tous les agoraphobes. Beaucoup
d'entre eux, en effet, jouissent d'une bonne santé, ils ne
sont pas même ce qu'on appelle nerveux. La maladie a été
amenée chez eux par des excès de travaux intellectuels, et
la tension prolongée, la lassitude de l'esprit n'a en rien
altéré l'état physique.

De plus, il nous semble que le seul phénomène primitif
direct de la peur des espaces, c'est, comme le nom l'indique, la peur.

La paralysie fonctionnelle n'est, pour ainsi dire, qu'un
épiphénomène, une suite et une conséquence du trouble
originairement limité au moral, et elle survient dans l'a-
goraphobie comme on la voit survenir dans d'autres états
de crainte mieux justifiés. Est-il rare de voir quelqu'un,
sous le coup d'une forte impression de frayeur, rester
comme pétrifié, sans voix et sans mouvement? Cet effet
est si connu qu'on rencontre à chaque instant ces expres-
sions vulgaires : glacé de terreur, immobile de crainte, etc,
Même chose est pour nous la peur des espaces; seulement,
dans ce cas, la crainte est absolument sans raison d'être.
Par une singulière aberration mentale qui constitue l'essence de la névrose qui nous occupe, le malade s'effraie au
sujet d'une circonstance absolument innocente.

Jusqu'ici, la pathogénie de l'agoraphobie était toute somatique, c'était d'une disposition organique, sensorielle
ou cérébrale qu'il s'agissait. Les théories qui nous restent
à exposer à présent sont, au contraire, toutes psychiques.

M. Fournet (A.), dont nous allons parler le premier, a
exposé, dans une discussion qui eut lieu sur l'agoraphobie
à la Société médico-psychologique, une doctrine vraiment
singulière et que nous ne pouvons passer sous silence.

Pour ce médecin, l'agoraphobie n'est plus une paralysie
des centres moteurs, bien moins encore une altération de
la vision, c'est quelque chose de purement moral, de purement psychologique, un manque de volonté, un défaut
d'énergie. Suivant le mot de cet auteur, c'est une insuffisance psychique. Précisons le sens de cette expression.

M. Fournet distingue dans notre esprit deux portions,

(1) Annales médico-psychologiques. Juillet 1876.

la portion spécialement intelligente et pour ainsi dire passive, qui perçoit, juge, classe, transforme logiquement les impressions, et la portion specialement active, qui réagit sous ces mêmes impressions, les domine ou est dominée par elles, qui, en tous cas, en manifeste le résultat au dehors par des impulsions ou des décisions. A cette distinction correspondent les termes de la langue vulgaire, entendement et caractère, intellect et volonté. Ces deux ordres de facultés ne sont pas donnés à l'individu dans une égale proportion, et de plus, les unes comme les autres, ces facultés sont éminemment perfectibles par l'exercice, capables, au contraire, de dégénérer par le non-emploi. Rien donc de moins étonnant que de voir un homme allier une mémoire prompte, fidèle, un jugement sûr, une grande capacité d'attention, des facultés d'analyse déliées et exactes, une intelligence, en un mot, qui semble inhabile à l'erreur, de voir allier tout cela, disons-nous, à un caractère douteux, à une énergie sans cesse vacillante, à un mode d'activité qui se montrera inférieur aux circonstances ordinaires, et, à plus forte raison, aux circonstances extraordinaires de l'existence. Il y a insuffisance psychique quant au second ordre de nos facultés.

Et cette insuffisance peut porter sur toutes les manifestations actives de notre être, stériliser tous les actes de l'individu, ou, au contraire, et c'est là ce qui nous intéresse, se spécialiser à tel ordre, parfois très restreint, de circonstances, de conditions, de manifestations.

L'individu, alors, fonctionnera à l'ordinaire irréprochablement ; dans quelques circonstances seulement l'insuffisance psychique se révélera.

Ainsi, M. Fournet invoque l'exemple d'un homme qui sera plein d'énergie dans la vie militaire, et vide au contraire de cette énergie dans la vie civile; d'un général qui, sur le champ de bataille, sera confiant, résolu, plein d'à-propos, et qui devenu orateur dans une assemblée, à la tribune, hésitera, subira une défaillance inattendue.

Il est d'ailleurs au pouvoir de l'individu de guérir ou de s'enfoncer davantage dans sa déchéance morale. Que par un effort persévérant il arrive à dompter son imagination, à chasser les vaines terreurs, elles disparaîtront, elles s'évanouiront pour longtemps. Au contraire, s'il s'abandonne à ses craintes, son énergie diminue de plus en plus, il se prépare une incapacité future plus irrésistible.

Jusqu'ici, rien que de naturel et de parfaitement acceptable à tous; mais voici où commence le délicat de la théorie.

C'est que M. Fournet assimile sans hésiter l'intimidation produite en présence d'un péril réel, inattendu, avec les craintes toutes imaginaires de l'agoraphobie; c'est qu'il laisse entendre qu'on peut devenir agoraphobe à force de mollesse morale, comme on peut tomber de cette façon à travers tous les degrés de la pusillanimité. En un mot, il confond complétement la psycologie morbide avec celle de l'homme sain.

Ainsi, il prend un de ces individus qui ont laissé leur énergie s'atrophier, et il dit en songeant à lui :

« Un jour, il peut lui arriver en traversant une grande place de ressentir l'impression du vide. S'il résiste, s'il rejette loin de lui cette conception absurde, tout ira bien. Si, au contraire, il donne toute carrière à son imagination, le trouble passager se renouvelle, il se renouvelle plus intense, et s'il s'y abandonne derechef, toujours, il finira par tomber, et l'agoraphobie est constituée. »

Et un peu plus loin :

Duhaut.   4

« Le trouble passager que l'on peut éprouver en traversant une place sillonnée de voitures, s'il se renouvelle et si l'on s'y abandonne, peut devenir agoraphobie. »

Quant aux altérations pathologiques concomitantes :

« Dans certains cas, on peut avoir trouvé des troubles cérébraux, des résultats d'anémie: cela ne fait rien à la genèse de l'agoraphobie. C'est là un trouble physique adjuvant, non une cause. C'est une insuffisance organique aidant l'insuffisance psychique. »

On comprend qu'avec cette manière de comprendre l'agoraphobie M. Fournet se soit étonné qu'on lui ait donné un nom spécial. Pour lui, en effet, ce n'est qu'une des formes entre mille de l'insuffisance psychique, son application à l'une des innombrables circonstances de la vie. Mais à côté d'elles, que d'autres analogues auxquelles on aurait tout aussi logiquement donné un nom spécial, et il parle de la peur de la foule, de celle de l'eau, de celle de tomber de voiture, etc.

Exposer une semblable théorie, c'est, je crois, suffisamment la réfuter.

Certes, nous ne contestons pas l'influence de l'énergie morale sur la peur des espaces. Nous aurons tout à l'heure l'occasion de montrer ce que peut cette influence sur la guérison de cette affection. Mais nous ne croyons pas que personne puisse la faire intervenir pour expliquer sa production.

Certes, s'il s'agissait uniquement de l'agoraphobie deutéropathique à début lent, à développement progressif, comme chez cette dame dont parle M. Perroud, laquelle, isolée de sa fille, s'attrista, perdit le sommeil et l'appétit, devint sujette à des vertiges nerveux, à des faiblesses, et, remarquant que ces accidents lui survenaient de préférence au milieu des larges places, n'osa plus sortir de chez elle, et quelques mois après n'osa plus traverser sa salle à manger, qui était plus grande que les autres pièces de son appartement. Certes, dans de pareils cas, la théorie de M. Fournet peut paraître ingénieuse; mais dans l'agoraphobie idiopathique à début subit, inopiné, on ne comprend même plus comment elle a pu être proposée.

M. Fournet a beau dire :

« C'est une bien petite épreuve, assurément, que celle de traverser une place sillonnée de voitures, ou celle d'envisager sans trouble l'espace qui se trouve sous sa croisée, tellement petite épreuve que tout le monde, à peu près, la subit et la surmonte incessamment. Eh bien! telle est, en cela, la faiblesse d'esprit ou plutôt de caractère de certaines personnes, qu'elles sont insuffisantes même à cette épreuve si facile à tant d'autres. »

Il a beau établir un rapport inverse entre un agoraphobe qui n'ose plus se hasarder sur une place de plein-pied, et le couvreur qui, d'abord troublé quand il commence à travailler sur les toits, arrive à braver le danger avec un sang-froid parfait. Il n'y a aucune comparaison possible entre un fait de la vie ordinaire, une accoutumance au danger succédant par l'opiniâtre volonté de l'individu au trouble premier, et une peur maladive, sans raison d'être, qui témoigne tout simplement d'un dérangement limité des facultés mentales.

D'ailleurs, personne ne naît agoraphobe, et où trouver dans les acquisitions d'agoraphobie ce temps d'amollissement moral que suppose l'hypothèse de M. Fournet?

Un malade de Westhphall avait à visiter, sur une large avenue, une maison isolée des autres habitations. Il ne put dépasser la dernière et fut forcé de revenir sur ses pas.

C'est depuis ce moment qu'il éprouve la peur des rues sans boutiques.

Voilà un type de la maladie : où peut-on y placer la formation de l'insuffisance psychique ?

Mais c'est trop insister sur quelque chose qui est immédiatement compris de tous. Arrivons à présent à l'exposition de la théorie qui sera pour nous définitive.

M. Falret, parlant de l'agoraphobie devant la Société médico-psychologique, rappelait à ce propos d'autres exemples de peurs aussi complétement dénuées de raison d'être et les rapprochait de la peur des espaces. Ainsi, la peur d'une arme, d'une épée, la peur de tomber de cheval, de voiture, ou celle d'un animal tout à fait inoffensif, araignée, souris, serpent, ou encore ces craintes superstitieuses qui assaillent certaines femmes devant une salière renversée, une glace brisée ou quelques brins de paille en croix, toutes émotions aussi bizarres qu'inexplicables, qui chez une organisation moralement faible peuvent s'élever jusqu'à l'angoisse extrême. Et remarquant que souvent ces divers genres de crainte coexistent chez les mêmes malades avec celle qui nous occupe, M. Falret en concluait que toutes les peurs sont solidaires. Evidemment, cette coexistence, cette solidarité n'est pas la règle nécessaire, l'agoraphobie existe le plus souvent seule ; mais la remarque de M. Falret n'en est pas moins précieuse, en ce qu'elle montre à côté de cet état morbide que nous avions considéré d'abord comme isolé, d'autres états semblables qui, en lui faisant perdre son isolement dans le cadre pathologique, le rendent, en quelque sorte, plus aisément compréhensible.

A son tour, un auteur que nous avons déjà cité dans le courant de ce travail, M. le Dr Bourdin, a repris l'idée de M. Falret et l'a développée d'une manière plus complète et plus méthodique.

D'abord au trouble, à l'émotion produite par l'intermédiaire de l'œil, quand aucun objet saillant, défini, limité ne vient frapper le regard, quand le rayon visuel se perd dans le vide, il compare celle qui est produite par l'intermédiaire d'un autre organe des sens, l'oreille ; et il remarque que le grand silence, le silence absolu, peut, lui aussi, produire l'angoisse, et en s'exagérant chez certains esprits à l'imagination maladive, arriver à se manifester par des symptômes physiques tout à fait analogues à ceux que nous venons de décrire.

« Le silence jette dans certaines âmes dépourvues de virilité un trouble profond. On entend quelquefois dans la plaine le chant d'un voyageur égaré : ce chant est destiné à la fois à rompre le silence et à couvrir les mille petits bruits que l'oreille craintive saisit dans le frottement des feuilles des buissons voisins.

« Le trouble de l'esprit augmente si les ténèbres de la nuit joignent leur mystérieuse influence à celle du repos silencieux de la nature. Un bruit lointain, une lumière à l'horizon rompent le charme. L'isolement de la vue et de l'ouïe disparaît, la sécurité renaît dans l'âme et tout se dispose pour une bonne fin. »

Mais c'est trop limiter les comparaisons. L'auteur dont nous parlons, à cette non-activité de l'œil, de l'oreille, qu'il désigne sous le nom de vide physique, oppose ou plutôt rapproche d'elle ce qu'il appelle le vide moral, et il fait remarquer que l'isolement absolu ou relatif, la séparation de personnes dont le voisinage, la société, la fréquentation était habituel, peut développer des troubles moraux qui dans certains cas offriront une similitude incontestable avec ceux de l'agoraphobie.

« Les nouveaux débarqués dans les grandes villes et principalement ceux qui, n'ayant jamais quitté leur village, se trouvent tout à coup entourés d'une foule nombreuse, dans laquelle ils ne rencontrent pas une personne de connaissance, sont saisis d'étonnement. Un certain vague s'empare de leur âme, et le vague se transforme en une tristesse insurmontable, bientôt suivie de l'émotion qui précède la peur. Cette peur secrète et indéfinissable se développe d'autant plus facilement que la population inconnue est plus nombreuse. »

Ces rapprochements sont instructifs, mais il faut les poursuivre davantage et chercher de nouvelles analogies.

En 1866, Morel, dans un mémoire inséré dans les Archives générales de médecine, donna les symptômes et fit connaître une affection jusqu'alors ignorée et qui reçut de lui le nom de délire émotif.

Dans le délire émotif, l'individu est aussi sous le joug irrésistible de peurs déraisonnables, dont l'objet est spécial à chaque malade et qui laissent l'émotivité normale en présence de toutes les autres circonstances périlleuses ou non.

L'illustre observateur dont il s'agit l'avait défini : « un trouble de l'impressionnabilité, telle que les individus considérés subissent une impression et y conforment soudainement leur pensée, sans que le raisonnement et l'expérience leur viennent en aide pour rectifier ces impressions et chasser les terreurs vaines qui les assiégent.

« Ils n'oseront point, continue-t-il, ils n'oseront point, par exemple toucher la monnaie d'or ou d'argent, et de cuivre ; ils n'approchent qu'en tremblant d'une porte ou d'une fenêtre, et pour l'ouvrir ou la fermer prendront le pan de leur habit, ou s'envelopperont la main avec leur mouchoir. »

Dans les différents exemples que Morel nous met sous les yeux, nous trouvons successivement, outre les cas indiqués précédemment, peur d'une épée, d'un puits, d'un chien, d'un couteau. Morel lui-même, à la suite et presque dans la convalescence d'une fièvre typhoïde, avait subi un état semblable. Il était resté plusieurs mois ne pouvant habiter qu'un premier étage et n'osant pas sortir en voiture.

D'ailleurs, tous les malades dans le mémoire que nous analysons présentent une similitude parfaite avec les agoraphobes deutéropathiques.

Même étiologie, même mode de début, mêmes accès de crises.

Le délire émotif survient à la suite de maladies débilitantes, de veilles prolongées, d'excès vénériens, de travaux intellectuels excessifs, ou encore bien que plus rarement, après une commotion violente de l'organisme, tel qu'un grand danger auquel on vient d'échapper, une mauvaise nouvelle inattendue, etc. L'hérédité possède une notable influence sur sa production.

Il offre un mode d'invasion progressif.

« Ces malades avoueront au médecin qu'après avoir longtemps lutté en secret contre des idées dont ils reconnaissaient la sottise, l'inanité, le ridicule, ils se sont livrés, en secret d'abord, à des actes de même nature, que plus tard ils se sont involontairement trahis dans le sein de leur famille, que maintenant ils ne peuvent s'empêcher d'accomplir en présence d'étrangers des actes qui les couvrent de honte et de ridicule, comme de n'oser toucher certains objets, ouvrir une porte ou une fenêtre, entrer dans une voiture, monter à un premier étage, traverser une rue ou une rivière, voir tel ou tel genre de spectacle, embrasser leur femme ou leurs enfants, leur offrir même la main, saisir une arme tranchante, etc. Toutes ces misères morales, toutes ces impressions morbides humilient leur amour-propre ; ils en arrivent, eux d'ordinaire si réservés et si craintifs vis-à-vis de l'opinion, à faire au premier venu l'aveu de leurs préoccupations fixes. Ils demandent à leur médecin de les en délivrer à tout prix. »

Enfin le délire émotif possède le même caractère irrésistible que l'agoraphobie. Morel a souvent vu les malades éprouver des spasmes, des convulsions, de véritables syncopes, quand on sollicitait d'eux des efforts pour vaincre la répugnance à accomplir tel ou tel acte de la vie ordinaire.

Comment donc expliquer, quelle théorie donner à ce délire émotif ?

Morel commence par établir qu'il n'est ni l'hypochondrie, ni l'hystérie, ni l'épilepsie, ni aucune de ces autres névroses décrites dans la pathologie commune ; puis, après cette élimination, il conclut en admettant un trouble mental sui generis, caractérisé par des idées fixes, qui n'entraînent pas la compromission forcée et générale de l'intelligence. « Ce ne sont pas des aliénés dans toute l'acception du mot, fait remarquer Morel, le trouble mental est limité et le reste de l'intelligence fonctionne sainement. » Quant aux souffrances et aux troubles névropathiques qui accompagnent le plus souvent l'émotion morale, Morel en trouve le point de départ dans une disposition morbide de l'appareil nerveux ganglionnaire.

Quoi qu'il en soit de ce dernier point de la théorie, di-

sons que cette manière de comprendre le délire émotif
s'applique parfaitement selon nous à l'agoraphobie, ou
plutôt que l'agoraphobie elle-même n'est qu'une variété
assez bien tranchée du délire émotif. Tout prouve, selon
nous, d'une manière irréfutable cette unité de nature des
deux affections, la parfaite similitude des symptômes, la
communauté des causes, l'idéalité de la marche ; et, après
avoir lu le travail de Morel, il est croyons-nous, impossible de ne pas admettre que la maladie décrite par Westhphall doit venir prendre place dans les cadres nosologiques
comme une forme nouvelle et particulière de l'affection
décrite par le pathologiste français, et non comme un
genre morbide nouveau.

CHAPITRE IV.

Traitement.

Il nous reste pour terminer ce travail à dégager des
considérations précédentes les conséquences thérapeutiques qu'on en peut faire sortir : ce qui est la conclusion
naturelle de toute discussion pathologique.

On a appliqué avec des résultats généralement heureux,
bien que souvent pas assez prompts, pas assez définitifs,
les toniques, les ferrugineux, les antispasmodiques. La
médication dont le bromure de potassium fait la base a
été une des plus employées en même temps qu'une de celles dont on a eu à se louer le plus constamment. Il en es
de même de celle fondée sur l'hydrothérapie. Mais c'est là

le traitement commun de tous les états névropathiques, et ce n'est pas sur lui que nous avons le dessein d'insister.

Il est un autre mode thérapeutique plus nouveau, plus inattendu, et peut-être en même temps plus puissant. C'est ce qu'on pourrait appeler le traitement moral.

Tandis que dans toutes les maladies, on cherche pour obtenir la guérison à éloigner du malade toutes les conditions qui influent sur la production des accès, toutes les circonstances qui préparent les crises ; au contraire, dans ces affections émotives dont nous avons parlé et que caractérisent des craintes à objet imaginaire, chimérique, dans ces affections, on a songé à aguerrir l'imagination du malade, à dompter ses terreurs, en le plaçant d'une manière progressive et régulière en présence des choses qui le terrifient, en le forçant à en endurer l'impression, et en lui faisant constater ensuite l'innocuité parfaite de cette épreuve.

Voici, du reste, comment s'exprime à cet égard M. Perroud :

« L'agoraphobe doit s'habituer à vaincre ses terreurs. Qu'il commence par franchir malgré ses angoisses des espaces restreints, pour aborder ensuite des espaces plus étendus. Aujourd'hui c'est une rue étroite dont il franchira la chaussée, demain ce sera un square, plus tard une place plus vaste. Dans ses essais, le malade se fera d'abord accompagner à une certaine distance, puis la distance à laquelle se tiendra son compagnon sera peu à peu augmentée ; progressivement l'agoraphobe s'habituera à avoir confiance en ses propres forces, et son affection disparaîtra. »

Evidemment cette méthode thérapeutique est ingénieuse. Mais, ce qu'il y a de mieux, c'est qu'elle n'est pas simplement une vue de l'esprit. Elle a été confirmée par l'expérience. Deux malades de M. Perroud ont éprouvé un grand soulagement de cette sorte de gymnastique. M. Legrand du Saulle publie une très longue observation due à M. Gillebert d'Hercourt et où ce procédé de guérir, tout psychologique, a été suivi d'un succès complet. Dans bien d'autres cas, le malade de lui-même et par d'énergiques efforts de volonté, a pu améliorer grandement son état.

Dans tous les cas, il est bien entendu que dans l'agoraphobie secondaire, là où l'état mental troublé comme nous l'avons vu, coïncidera avec des altérations physiques fonctionnelles, on combinera avec avantage la médication par les antispasmodiques, par le bromure de potassium, avec cette sorte de gymnastique, d'éducation morale dont nous venons de parler.

CHAPITRE V.

RÉSUMÉ ET CONCLUSIONS.

Résumons enfin ce travail, où certes nous n'avons pas prétendu à l'originalité, nous sentions trop notre insuffisance, mais dans lequel toute notre ambition a été de résumer simplement, clairement le tableau d'une affection encore peu connue, et au sujet de laquelle des observateurs distingués étaient arrivés à des résultats sur quelques points dissemblables.

1° L'agoraphobie ou peur des espaces est caractérisée,

comme la seconde dénomination l'indique, par une émotion très-vive, très intense, produite en présence d'un espace d'une certaine étendue ou dans des circonstances analogues : émotion qui par son intensité même et par la réaction produite sur les systèmes nerveux et musculaire, amène une suspension momentanée du pouvoir moteur.

2° Cette affection est idiopathique ou deutéropathique. Idiopathique, elle naît brusquement et doit être rapportée à des excès de travail, à des veilles prolongées, à des excès vénériens, etc. Deutéropathique, son début est lent, progressif, et elle coexiste avec d'autres phénomènes névropathiques.

3° C'est à tort qu'on a voulu la confondre avec l'hypochondrie, avec l'épilepsie, avec les différents genres de vertige. On a également échoué en voulant en donner une explication purement physique. En réalité, l'agoraphobie est un trouble mental limité à un ordre tout particulier de conceptions, et qui ne peut être rapproché que de ces autres troubles de l'imagination désignés par Morel sous le nom de délire émotif.

4° Dans la thérapeutique de cette névrose, on pourra recourir aux calmants, à l'hydrothérapie, mais le véritable traitement consistera à guérir directement le trouble de l'imagination en forçant le malade à subir les impressions qui l'émeuvent si fortement, et en l'éclairant ainsi sur leur innocuité réelle.

Paris. — A. PARENT, imp. de la Faculté de Médecine, r. M.-le-Prince, 29-31.

www.ingramcontent.com/pod-product-compliance
Ingram Content Group UK Ltd.
Pitfield, Milton Keynes, MK11 3LW, UK
UKHW022145070726
13613UKWH00003B/1420